那天，
還好我去了
森林

被平靜擁抱而重生，
在附近公園就能實行的森林療法

森林療癒師／正念冥想師
枡田智——著

朱韋芸——譯

目錄
CONTENTS

目錄
CONTENTS

目錄
CONTENTS

序言
僅花三天就脫離了長達二十年的憂鬱和不安

我從很早開始，大概十五歲左右，就一直因為莫名的憂鬱感到很困擾。我並沒有發生什麼特別痛苦的事，但這種莫名的憂鬱和不安感卻無法消散。

我明明還是個前途光明的少年，心裡卻覺得未來的人生已經不會再發生快樂的事了。我的成長過程也沒有特別不幸，我照常去上學，擁有朋友和父母，表面上看來，我的生活過得很普通，對吧？

但是我的心中卻總是充斥著不開心、憂鬱和痛苦的想法，即便上了大學，這種狀況也沒有任何改變。

我老是板著一張臉、一副對事事都感到乏味的樣子，別人一定也很難跟我搭話，因此我幾乎沒交到什麼朋友，總是一個人行動。我瞧不起那些歌頌青春的同學們，懷著做惡夢的心情、拖著沈重的身軀，好不容易地度過大學生活。

在那之後，我勉強畢業找了一份工作，但狀況仍然毫無改善，甚至還變得更嚴重。

我總是在想：「自己為何要活著？希望人生能早點結束。」、「其他人活著到底是覺得人生哪裡快樂了？」

我已經半放棄，覺得自己再也無法從這種狀態中脫離了。然而，到了三十多歲時，我卻因為某個契機，讓自己僅花三天就脫離了這種狀態。

契機的發生僅僅是因為我讀了一本書，那本書是由腦科學家吉兒・波特・泰勒（Jill・Bolte・Taylor）所撰寫的《奇蹟》（《*My Stroke of Insight-A Brain Scientist's Personal Journey*》），裡頭記載的驚奇之事，徹底改變了我的人生。

奇蹟之腦，腦中風時達到的幸福境界

作者泰勒博士是在哈佛大學研究腦科學的學者，她在三十七歲的某日早晨突然腦中風，因為昏倒時家裡只有自己一人，所以連呼救都沒辦法，面臨了死亡的危險。然而，就在當下，博士感受到一種從未有過的深沉平靜和幸福感，在她腦中所有的想法都消失了。

她腦中的過去和未來消失了、時間本身消失了，人生中的所有苦痛也連帶消失了。自己像是變成了氣體擴散到空間中，感覺和世界合而為一，彷彿體會到了終極的平靜與幸福感。

乍聽之下是令人難以置信的超現實故事，但腦中風後康復的泰勒博士針對這個經驗，以腦科學的角度給了我們一套解釋。

左腦停止運作就能變得幸福

博士昏倒時左腦出血，導致其機能停止運作，但另一方面，右腦卻是毫髮無傷的狀態。根據博士的說法，左腦負責邏輯思考，將事物進行邏輯性的整理、使其化為言語，再進行理解；右腦則是負責處理感覺，不使用邏輯或是話語，而是用感覺來捕捉事物，讓人能夠感覺到話語無法描述的氛圍、美麗和平靜的感受。

腦中風導致博士的左腦停止「邏輯思考」，同時讓無損傷的右腦感受覺醒，於是人生中的所有苦痛連帶消失，終極的平靜到來。

這個經驗讓博士認為左腦會產生痛苦，右腦則會帶來平靜安穩。

破殼而出重生的那天

聽到這個故事時，我終於了解讓自己痛苦的真面目是什麼了。

我從以前開始就是非常講求道理的個性，從事的也是理科的工作，常常需要進行邏輯思考，我也總是認為必須要再提高自己的邏輯思考能力，但讀完《奇蹟》之後，我終於瞭解了，讓自己痛苦的不正是「邏輯思考」本身嗎？

換句話說，我認為也許是左腦的邏輯思考太強，壓抑了右腦的感覺，才會產生痛苦吧？我抱持著邏輯思考比一切都重要的價值觀活了很長一段時間，年紀越大，就越事事講求道理，痛苦也跟著漸漸加劇。也許只要讓太過強烈的左腦思考安靜下來，就能喚醒右腦的感覺，從痛苦中解放！

然而，到底該怎麼做呢？總不可能自己也得一場腦中風吧。我一直在思考，該如何在沒有得到腦中風的情況下，重現泰勒博士達到的境界，於是我想到了二十年前左右的久遠回憶。

我去群馬旅遊的時候，住的旅館旁邊就是山，我一個人散步的同時順道爬了山中小徑，四周渺無人煙、萬籟俱寂。爬著爬著小徑變成茂密森林，周圍籠罩著霧，瀰漫著一種神秘的氛圍。

「真是個美麗又舒服的地方啊！」

於是就在當下，我感覺到了一種不可思議的感受，像是被森林溫柔地包覆著、融入其中，我認為那種「彷彿融入森林的感受」和泰勒博士經歷的「與世界合而為一的感受」非常相像。

我還想到了另外一個回憶，多年前我去美術館看薩爾瓦多・達利（Salvador · Dalí）的展覽時，欣賞達利的畫作讓我有了奇妙的感受。

我在美術館待了兩小時，但卻覺得時間比普通的兩小時還要長，彷彿時間流動得十分緩慢。這種不可思議的時間感受，不正和泰勒博士「感覺時間從腦中消失的經驗」很接近嗎？

針對這兩段回憶，我仔細思考了一番，腦中浮現了一種看法。

人們接觸自然或藝術時所感受到的美好與愉快、彷彿時間流動得很緩慢的感覺，不正是泰勒博士體驗到的「終極的平靜感」及「右腦覺醒」的感受相同嗎？雖然深度不同，但卻十分相似。

我們通常不太會一邊感嘆美好事物、一邊不停思考吧？人們在接觸到自然或藝術，並深刻感受其美好的同時，思考大概也會跟著安靜下來，使感覺占上風，這就是左腦（思考）靜止、右腦（感覺）活躍的狀態。

既然如此，如果這種感受更為深刻，不就能夠達到和泰勒博士相同的狀態了嗎？因此，應該要盡可能接觸美好的事物，例如自然或藝術，不須思考，只需憑藉感覺深入感受，這樣做準沒錯。

為了驗證這個假設，我去了一趟附近的美術館，我盡可能不使用腦袋或思考，只用感覺來欣賞畫作。我不在意這幅畫是何時畫的、又有著什麼樣的意義，我將腦袋完全淨空，彷彿是在欣賞景色一般，親身感受畫作的氛圍與氣氛。遇到中意的畫作，我還持續注視了三十分鐘左右。

接下來，我又去到附近自然公園的森林裡，專心地感受森林。我動員各個感官來感受大自然，感受葉子的色澤和質感、風吹動樹木搖曳所發出的沙沙聲響、河川的聲音、水面的漣漪、藍色的天空、流動的雲朵和太陽的光芒。植物名稱之類的事情，我全都不在意，因為名字是經由思考（左腦）所賦予的事物。

我一天大概花上五小時，盡可能持續地不思考（左腦），專注用感覺

（右腦）來感受森林。連續進行三天後，我的意識便起了變化。

最快感受到的變化是看事情的角度，映入眼裡的景色變得格外細緻與鮮明，無論是葉子和樹木表面的質感與色彩鮮豔度、森林的寂靜氛圍、天空的蔚藍或是太陽的光輝，我都能深刻且清晰地感受到。世界變得真實，如此生氣蓬勃又美好，打個比方來說，就像是從黑白的類比電視，換成4K彩色電視一般，彷彿那副一直覆蓋著我的硬殼終於裂開，我的眼界突然打開了，栩栩如生的世界出現在我眼前，感覺自己回到真實的世界了！

看見草與樹木，便覺得它們生長在自己體內；看見天空中的雲，便覺得它們漂浮於自己體內；起風的話，風會穿透我，於是我理所當然地覺得「自己和世界是一體的」，這一切都存在我的體內。身體彷彿變得透明，和森林合為了一體。

這二十年來一直困擾著我的不安、焦躁與憂鬱等等，全都不知道消失到哪去了。光是感受樹木窸窸窣窣、天空的蔚藍以及清風吹拂，就讓我覺得一切都完滿了。

這種感覺我不是第一次感受到，我以前就知道了。小時候的我很清楚知道這種感覺，但是隨著長大後思考能力變得強烈，就漸漸忘記了，曾經鮮明的世界，也逐漸變成灰色。接著我用自我的思維造出了一副硬殼，自己將自己關了起來。在殼中的我因為不安和憂鬱，一直認為人生毫無樂事，就抱著這種想法活了過來。

為了要想辦法解決這份痛苦，我更加強化了思考，以為只要提升思考能力，就能脫離苦痛，但是我卻沒能成功。這也是理所當然的，因為以思考力造出的殼，並不能藉由思考的能力逃出，越努力思考，殼只會變得更硬、更堅固而已。

「原來是這樣啊！哎呀、哎呀，原來是這樣啊！」我蠢蠢地笑了，這樣一個美好的世界，其實從一開始就存在身邊了。相隔數十年，我終於回到了這個世界。

自從那天以後，讓我困擾的慢性不安和憂鬱都不知道消失到哪去，一切都變了，活著這件事變得如此美好、豐富又快樂。

前言

大家好！招呼來晚了，我是擔任森林療法訓練師及正念教師的枡田智。

我在序言的地方提到了自己受憂鬱困擾的故事，但我認為應該不只我，生活在現代的許多人都懷抱著苦痛。

- 不安、憂鬱、焦躁
- 腦袋亂糟糟

• 覺得有什麼不足、感覺匱乏

……之類各種感覺，到底為什麼會這樣呢？

這些問題都來自於我們使用意識的方式，現代人的腦袋中總是充斥著各種思考，另一方面，又習慣無視與壓抑自己的感覺，讓思考和感覺的平衡崩壞，這種狀態下便產生了活著的痛苦。

只要可以修正這點，便能逃離活著的痛苦。我脫離苦痛時做了一件事，就是將意識從思考轉移到感受上，修正意識的平衡。

得償所願脫離苦痛的我，希望那些忍受著苦痛的人們可以跟我一樣經歷相同的體驗，為此我分析了自己的經驗，並且整理成一套方法。我也學習了「森林療法」和「正念冥想」這些相近的技術當作參考，花了數年完善這一套方法。不過前述的方法再怎麼說感覺上都比較模稜兩可，雖然作為指導者的我感受上可以理解，但卻難以將其清楚地轉化為話語，受教者無法完全明白，因此不會發生變化。

然而這個方法卻有所不同，我將我內心的感覺相當具體且詳細的描述出來，應該沒有其他方法像這種方法一樣，能如此清楚地用言語闡述。

我現在正在舉辦教授這種方法的講座，雖然是辦在神奈川縣，但卻有從名古屋、和歌山或島根等等全國各地來過夜的聽眾，成為了人氣的講座。

直覺敏銳的人只要教他這個方法，很快就可以從思考中解放並喚醒感覺，改變看世界的角度。

・用腦思考減少了，深刻的寂靜與幸福感湧上，終於了解到自己從以前活到現在使用意識的方式到底有多麼狹隘又浪費。（40多歲／女性）

・聽完演講後，我變得比較不容易被負面思考吞噬，而且一些小事就能讓我感到幸福，專注力變高了，靈感也變多了。（40多歲／女性）

・一切的感覺都變得更加真實，深刻感受到自己處在栩栩如生的世界中，心也跟著打開，覺得很安心。（50多歲／女性）

我收到了很多這樣的回饋，多到介紹不完。我會透過這本書好好地告訴大家方法，希望各位也能獲得同樣的體驗，我不會用專業術語，而是會用簡單的話語說明，大家應該很容易就能理解。

那就讓我們開始吧！

第1章

〈生活好難的根本原因〉

爲何我們會感到痛苦呢？

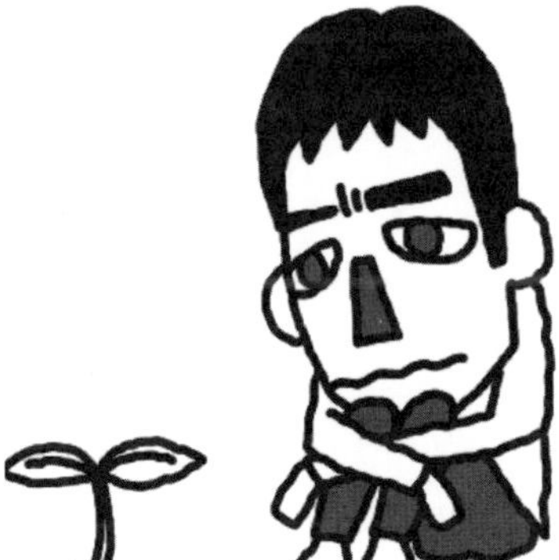

〈生活好難的根本原因〉
為何我們會感到痛苦呢？

話說回來，為何我們會覺得人生好難、感覺痛苦呢？

如果不清楚原因，不管再怎麼努力也無法脫離痛苦。別說要脫離痛苦了，甚至還可能會往反方向衝刺，變得更加痛苦。因此，一開始就要好好了解原因，這點十分重要。

現代人覺得人生很難的原因大多是因為「思考太過強烈」，思考太強烈，進而被它緊緊的困住。那為什麼思考強烈會造成痛苦呢？我們可以試著從「動物的本能」來看這個機制，只要有危險接近，動物便會覺得不安、恐懼或憤怒，一般來說牠們會選擇採取「逃跑或戰鬥」的反應，這就是所謂本能的「戰鬥或逃跑反應」。只要感受到恐懼或憤怒，心跳便會加速、呼吸變得急促，身體會繃緊並進入戰鬥姿態，準備逃跑或戰鬥。其實恐懼和憤怒本就是為了逃跑或戰鬥而產生的本能反應。

人類和動物一樣，只要有危險接近，便會覺得不安、恐懼或憤怒，但人類和動物的不同之處在於「人類太聰明了」，因為人類太聰明，即便實際上沒有危險接近，也會感覺到不安和恐懼。這是因為人類會用這顆聰明的腦袋來預知尚未發生的未來危機，或是對發生的事情冠上負面的意義。人類和動物無法相提並論，人類能夠預知非常詳細的未來，因此即便實際上沒有危險接近，也會因預知感到危機，進而產生不安和恐懼。

麻煩的是，很難解決這種因預知或定義而產生的不安和恐懼，因為敵人實際上不在眼前，所以無法逃跑或戰鬥，沒辦法用本能的「戰鬥或逃跑反應」來應對。

例如，當你因為預測未來而感到不安時，即便逃避，這份不安也不會消失，對吧？因為預知的事僅存在自己的腦中，我們無法逃離它，也無法戰鬥打倒對手。也就是說，我們無法解決它，所以這份不安就會沒完沒了，形成慢性的不安和憂鬱感。

人類太聰明了，所以會過度地預知和定義，思考能力越強烈，預知和定義就越深刻，連帶著不安和恐懼也會增強。

我們身處的社會非常重視思考，我們總是被教導思考便是一切，並且輕視感覺，人們常說：「不要被無法用話語說清楚的感覺給迷惑」、「忽略那些模稜兩可的感覺，應該要遵循思考過的想法」，所以隨著我們長大成人，就越來越加重思考，導致我們總是被思考造出的不安和恐懼束縛，擔心東、擔心西，覺得一定要這麼做、一定要那麼做……

這完全是被思考造出的硬殼所困住的狀態，在這種情況下，我們無法幸福地活著。要想脫離這種狀態，就必須將意識專注在感受上，讓過於旺盛的思考安靜下來。思考和感受就像蹺蹺板，其中一方增加，另一方就會減少，因此只要減少思考，就會增加感受，感受增加了，思考自然會跟著減少，這是最有效的方法。

人們的腦袋就是這麼運作的，只要思考減少，不用刻意製造，自然就會感覺到平靜和幸福感。

第2章

〈我是兩個人〉

「思考的我」與「感受的我」：左腦與右腦

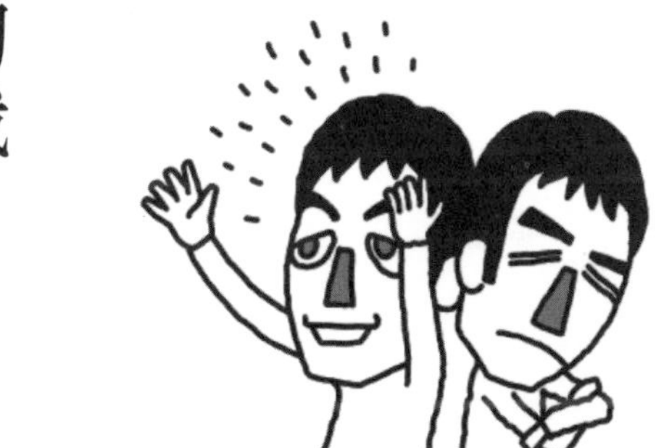

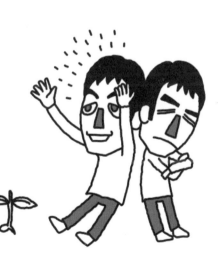

〈我是兩個人〉
思考的我與感受的我：左腦與右腦

無論怎麼想，「讓意識產生變化」聽起來都很難懂，但只要先理解腦袋的結構，就能看得更加透徹。

左腦和右腦是最基本的觀點，人的腦袋分成左腦和右腦兩個部分，而左腦和右腦各自有自己的特點。

劃分邊界的左腦

左腦負責劃分事物與邊界，例如：「你和我是不同的人」、「昨天和今天是不同的日子」、「日本和美國是不同的國家」，左腦會對所有事物進行分類，包括負責區分「自己」和「自己以外（外界）」。

因為左腦會區分自己和外界，也會劃分邊界，所以我們能夠清楚知道到哪部分屬於自己、從哪部分開始便屬於外界，例如站在地面上時，我們理所當然會知道到哪部分是自己的腳、從哪部分開始便是地面，不會搞不清楚自己的腳和地面的邊界。

《奇蹟》的作者泰勒博士提到自己腦中風昏倒時，感覺自己和外界區隔的邊界消失、和世界合而為一，這是因為腦中風時左腦停止運作，導致左腦造出的自己與世界的邊界消失了。「和世界合而為一」乍聽之下是有點奇怪的神祕經驗，但其實可以用腦袋的運作模式來解釋。

劃分時間的左腦

左腦擁有能夠理解「時間」的功能，並負責將時間資訊帶入發生的事，使其能按時間順序排列，在腦海中造出從過去到未來的「時間流動」。

因為有左腦負責處理時間，我們才能夠得知這件事比那件事早或者晚發生，一旦左腦停止運作，「時間流動」便會從腦中消失，過去和未來也連帶消失，只剩下「此時此刻」，當下這個瞬間所見、所聽聞以及感受到的便是一切。

正念冥想和瑜伽常會提到要重視此時此刻，正是因為只要重視當下，就能讓負責處理時間的左腦安靜下來，進而變得愉快。

產出話語的左腦

左腦也負責說話和理解話語，不只是與人對話，也包括在腦海中用言語思考，因此只要左腦停止運作，就無法使用言語思考，腦中會變得鴉雀無聲。

左腦是「思考的我」

綜上所述，左腦擅長處理邏輯，像是理解話語或是寫作文章，如果沒有邏輯，也就不能使用語言；另外像是預測未來、理解時間、判斷事情先後關係、分辨這個東西和那個東西相同、還是不同等等對事物進行分類的動作，都算是邏輯處理的一環。

也就是說，左腦是「運用邏輯思考的我」。

右腦是「感受的我」

另一方面，右腦則負責感受，不會仔細區分事物，而是將其當作一個整體掌握，負責感覺那些無法言喻的氛圍與氣氛等等感受，

例如在掃視房間時，左腦和右腦會進行不同的工作。左腦會仔細地去看

房間裡的每一樣物品：有書桌、有椅子、有窗簾、有書架，將這些物品區分開來一個一個理解，並且加上名字；右腦看的則是房間整體，不會一個一個仔細理解物品或是為其取名，而是會將整個房間當作一個影像觀看，感受整體的氣氛與氛圍。

也就是說，右腦是「運用感覺進行感受的我」。

被左腦束縛的現代人

左腦是「思考的我」，會透過思考區別、分隔或是用對錯來分別事物，感覺很認真又一絲不苟，聽起來有點太死板，對吧？這種作用如果太強烈，便會感覺自身與周遭世界分離開來、變得孤立，於是我們更加希望事物能按照我們腦海中思考得那樣、有計畫性地準確進行，認為事情「必須要按照計畫進行」、「一定要正確且準確」。如果這股作用太強烈，我們無論如何都會變得更受拘束與痛苦。

右腦是「感受的我」，不像左腦那樣要求準確，而是更為輕鬆自由；不會用道理思考，而是用感覺去感受；不會仔細區別事物，而是將其視為一個整體來看，負責感覺那些氣氛、氛圍、寧靜或美好等等無法言喻的感受。

平常我們左腦中「思考的我」是主角，不論是工作或私下，總是使用著左腦忙著思考；另一方面，右腦中「感受的我」卻不怎麼起眼，只是個後台工作人員。現代社會不看重那些不明所以的感受和無法言喻的事物，無視感受、唯有好好運用邏輯思考才是最重要的社會價值觀，這導致左腦運作過度。如果只有「思考的我」在工作，而「感受的我」持續被無視，那我們無論如何都會變得痛苦。

「必須要按照腦中想的那樣掌握好事情」
「必須要按照計畫一樣準確」
「這是對的、那是錯的」
「事情就該是如此」

大家能理解吧？

右腦和左腳的分工

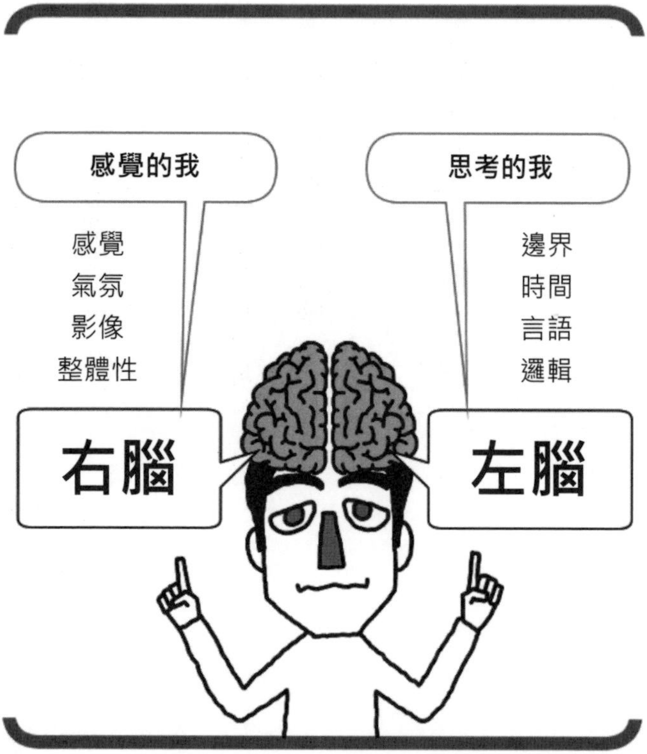

「思考的我」工作過度，壓抑了「感受的我」，進而變得痛苦

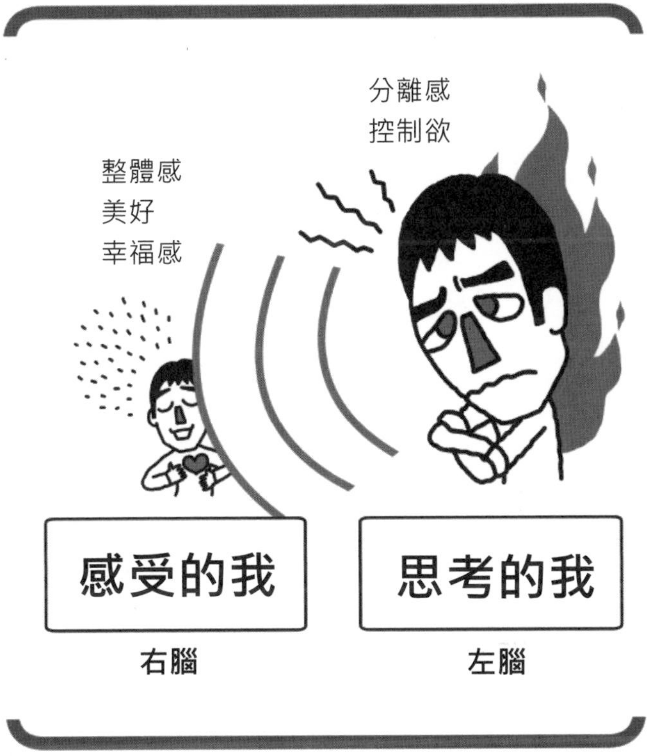

只要腦中充斥著這種想法，就會漸漸變得痛苦，感覺不自由、緊張或是受拘束，分離感和孤立感也會加重，壓力變得越來越大。而那些無法言喻、但確實感受到的各種事物就會完全被當作沒發生過，日常生活中不經意感受到的愉快、平靜和美好全部都會被捨去。如此一來，活著變得一件乏味且無趣的事情，這就是被左腦造出的「思考之殼」所關住的狀態。

因為腦中風讓泰勒博士左腦中「思考的我」停止運作、「感受的我」甦醒，並使其脫離了思考之殼，於是過往的後悔、未來的不安和人生的苦痛全都消失了，我僅僅是在「此時此刻」純粹地感受著世界。這就是終極的幸福與平靜的境界。

感覺如何呢？

我們腦海中有著「思考的我」和「感受的我」兩種角色，大家也請試著意識看看，現在是哪一個我在工作呢？

也許「感受的我」不太起眼，因為感受無法言喻和留下紀錄，所以不小心就會忽略掉，但其實感受一直都在，我們總是能感覺到一些什麼。

這本書介紹的方法，是用於如何將過度倚重「思考的我」的現代人的意識切換成「感受的我」，也就是將「左腦模式」切換成「右腦模式」的方法。

切換為右腦模式：「改變意識的4個步驟」

正如我在序言介紹過的，我將意識切換成右腦模式，得以從長年的苦痛中解脫，在那之後，我向幾個朋友說明了做法，推薦他們一定要試試看：

「這是很棒的方法，請試試看！」

我本來以為大家都能體驗到同樣的經驗，然而卻事與願違，沒有人獲得同樣的體驗。

對我來說，我並不覺得我做了什麼難事，簡而言之我只是單純地「在大自然中將意識集中到感受上」，然而大家卻好像無法獲得同樣的經驗，而且不只是我的朋友們做不到，我自己也會有無法重現體驗的時候，即便到了同一片森林、一如往常地執行方法，也會有做不到的時候。

「這到底是怎麼回事？」

「做得到和做不到之間的差異是什麼？」

我抱持著這些疑問去了好幾趟森林，試著仔細觀察與分析自己的感受，於是我在某個時刻領悟到了，原來是有「訣竅」可以切換成右腦模式的。

在這世界上，不僅喜歡大自然，又比我接觸更多大自然的人確實比比皆是，但是那些人並不一定都能經歷同樣的體驗，大概是因為他們不知道那個訣竅是什麼。

這種說法再怎麼聽都會變得抽象，很難傳遞給他人，如果只是要人們一起在大自然中進行感受，如此大家根本就無法體驗到。然而，因為我發現了「某個訣竅」，所以我能教大家比較具體的做法。

於是，和我有著同樣體驗的人變得越來越多。

「看世界的角度變了！」

「思考減少，深沈的寂靜和幸福感湧上！」

「終於發現自己一直以來都被思考捆綁住！」

我教的人越多，方法也越來越精練，最終整理成了四個步驟，也就是接下來要談的「改變意識的四個步驟」。

◆改變意識的四個步驟

1. 不要控制感覺，盡可能感受
2. 體內感受和外在世界的連動
3. 身體的透明化

4. 實際感受自然的方法

我先簡單扼要地說明這四個步驟。

【第一步】不要控制感覺，盡可能感受

一切的基本就是無論如何都要好好地感受，但其實感受這件事也是有訣竅的，我們要學習那個訣竅。

【第二步】體內感受和外在世界的連動

好好地感受後，便能了解自己的內在與外在的世界會產生連動和連結。

實際體會到這種感受後，意識便會產生變化。

【第三步】身體的透明化

有趣的是，切換成右腦模式後，自己的身體邊界會變淡，感覺自己彷彿變透明了。

【第四步】實際感受自然的方法

最後，實際走入森林裡，我們將具體學習如何感受森林，以及更為詳細的注意事項。

只要好好實踐這四個步驟，就會像接下來的示意圖一樣產生變化，從「實踐前」緊緊關住的狀態，變成像「實踐後」那樣敞開的狀態。

實踐前

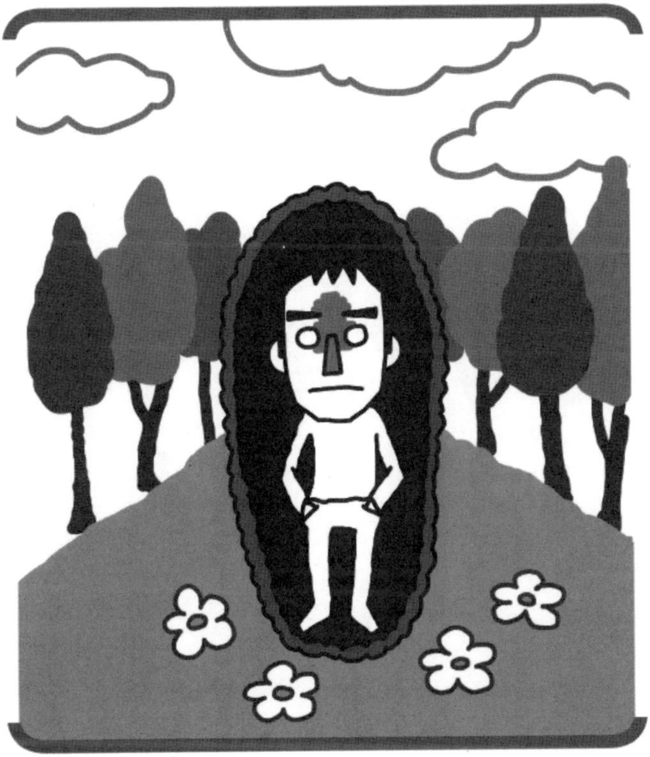

實踐後

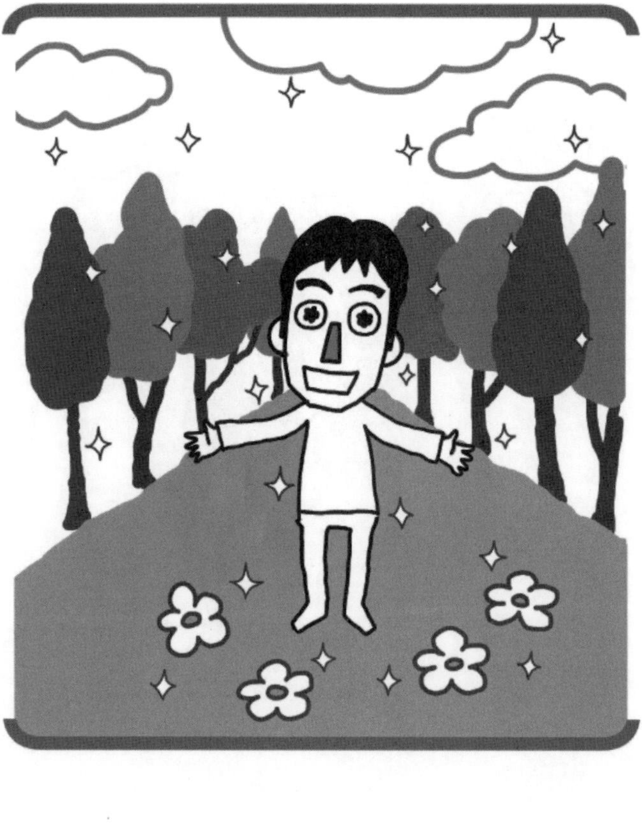

至今有許多參加過講座的人在實踐了這四個步驟後感受到了變化，所以大家一定也能做得到。

從下個章節開始，我將會具體說明這四個步驟。

第3章

〈第一步〉

感受感覺的方式⋯⋯不要去控制感覺

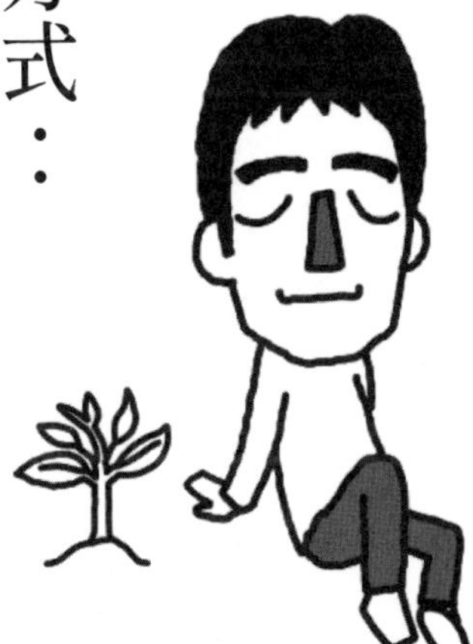

〈第一步〉感受感覺的方式：不要去控制感覺

第一步是「感受感覺的方式」，要改變意識，就要深入地去感受，這點十分重要，「感受感覺」被廣泛運用在冥想和瑜伽等等鑽研身心的活動中。在各種方法或實踐中，最重要的就是「感受感覺的方式」了。

然而，這之中卻隱含著讓許多人卡關的重點。

不要去「取得」感覺，而是要「接受」它

為了要深入感受，很多人會努力去「取得」感覺，甚至用力過度，但是即便沒有主動尋找，本來感覺就會自然進入，我們要做的是去「接受」它。例如，就算不用努力去看，景色也會自己映入我們眼簾；不用努力去聽，聲音也會自然流入我們耳中，所以我們不用努力去取得它，這樣會用力過猛，也會無法順利地感受，反而會變得痛苦。

只要我們不用力、放輕鬆，不要阻擋進來的感受，這樣感受便會自然而然進入了。

此外，要維持住進來的感受，我們應該不要勉強抓住它。感受會一個接個一個、不斷有新的進來，正如河川流動一般，河水會不停流去，新的水

也會不停流進。當下的感受很快便會流走，接下來又會有新的感受流進，不斷流進、不斷離去。因此，我們根本來不及抓住這一個個感受，也無法跟上感受的流動。不要去抓住感受，而是接受它的流動，彷彿將自我交託給流動、只需專注著感受一般。

敞開意識之門

雖然感受時時刻刻都會持續進入感官，但並不是所有感受都能進到意識中，有許多感受只是進了感官，但卻沒有進到意識中。

沒有意識到的感受非常多，像是映入眼簾卻沒看見的事物、流入耳中卻沒聽見的聲音等等，彷彿感官和意識之間有著一扇門，篩選著可以進入的感受。

我們習慣會將這扇門關閉，接收感受時會產生抵抗，在身心上使勁，將門關上並設下防備。如果能夠自覺這股力，放輕鬆不出力，則防備會鬆懈、門也會敞開。

不必去減弱或增強、抹去或維持，以及控制進來的感受，不要抵抗感受，僅需接受它就好。

如果去抵抗或是控制它，就會產生防備將門關上，感受便難以進入意識；不要抵抗感受，完全交付給它發揮，門便會開啟，感受也能順暢地進來。

如果產生抵抗，感受便難以進入意識

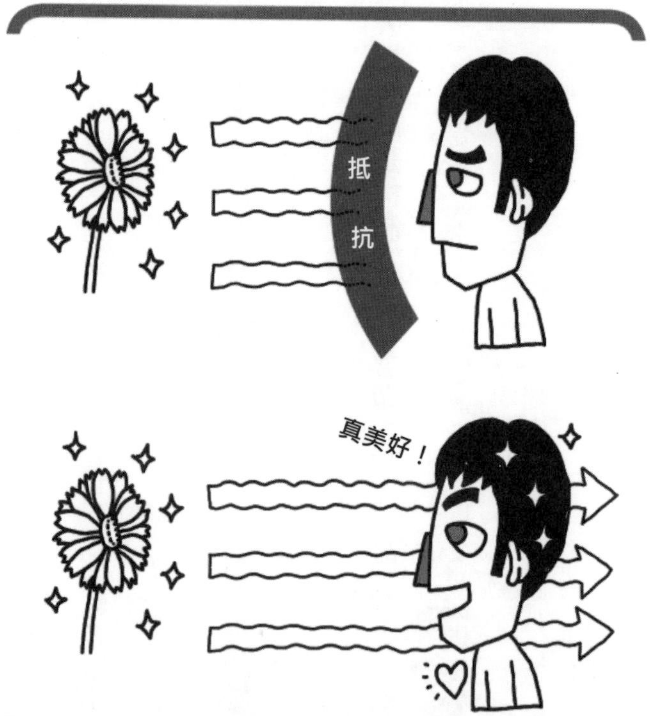

不要去管二次想法和情緒

接收到感受後會出現二次反應，例如在聽到鳥鳴後，會產生二次想法，想到這是黃鶯的叫聲，甚至會有第三層的想法：「說到黃鶯，我以前有聽過這個故事……」如果將意識著眼在這些二次和三次的想法上，一開始直接接收到的感受便會變淡。

要盡可能地將注意力放在一開始直接接收到的感受上，才能深入感受。盡量不要去理會二次的想法或情緒，我們別管這些了。如果意識到了二次反應，便無法了解最直接真實的感覺了。

人工環境和自然環境之間最大的差別

接觸到人造物時，較容易產生二次想法和情緒等等反應，例如接觸到車聲、電子音效、花俏的廣告等等時，就會引起強烈的二次反應；另一方面，自然物卻不容易導致二次反應。

例如接觸到鳥鳴、風聲或水聲時，不太會產生二次反應。這是因為人類祖先數十萬年裡都住在大自然中，已經習慣接收這種來自大自然的刺激。

像現代這樣、如此多人居住在人造的都市內，不過也就是這一百年的事而已，因此，遺傳基因尚未習慣存在於都市中的刺激，導致我們容易產生不愉快的感覺或想法等等二次反應。

如果這種反應過多，人會感到疲倦，身體為了排斥刺激，便會自動關閉

自然物不易引起不愉快的反應，容易開啟感覺

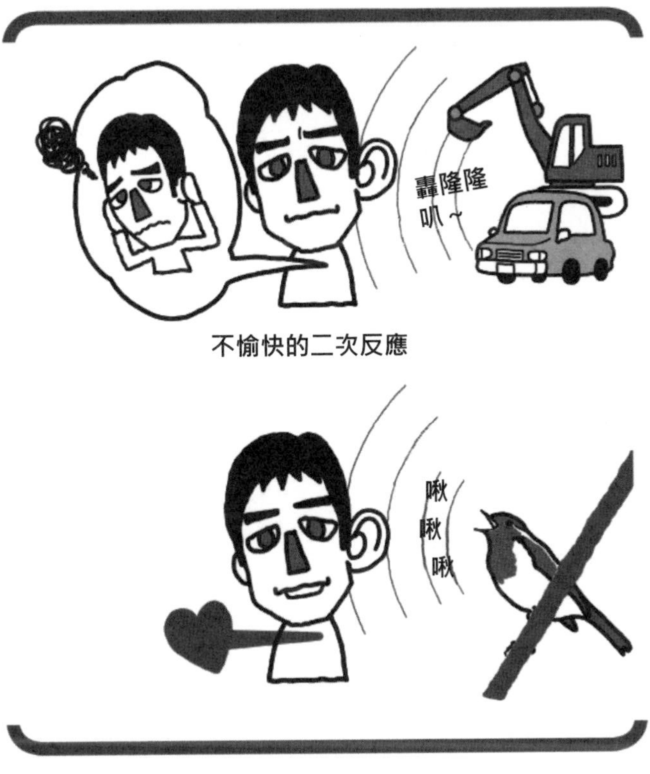

感覺，所以住在都市中會使人的感覺越來越遲鈍。

因為在大自然中不容易有二次反應，也會易於接收感覺，所以我們有必要在大自然中來練習感受感覺。

實際練習

現在我們來做個簡單的練習吧！即便無法立刻有感覺也沒關係，輕鬆地嘗試即可。

1. 請先決定觀看的對象。如果是在家中，可以選擇窗簾、書桌、水果或蔬菜等等；如果是在室外，可以選擇建築物、天空或植物等等，但是請避免選擇會刺激思考的事物，例如電腦、智慧型手機、電視、書籍或華麗的廣告看板等等。

2. 用眼睛觀看該事物。此時請不要抱持「自己主動去看」的態度，而是採取被動姿態「接受來自對方的影像」，放輕鬆並卸下防備，感覺就像「完全接受一切」。

3. 如果對接收事物感到抗拒、使勁防備的話，請將這股抗拒放下，卸下防備並敞開心胸接受它吧！

4. 持續練習三十秒左右。

感覺如何呢？

感受得到「主動去看」與「被動接受影像」的差別嗎？

這就是「不去控制感覺，盡可能感受」，即便無法馬上理解也沒關係，

請多嘗試看看。

第4章

〈第二步〉

我和世界是連結在一起的：身體內的感覺與外在世界的連動

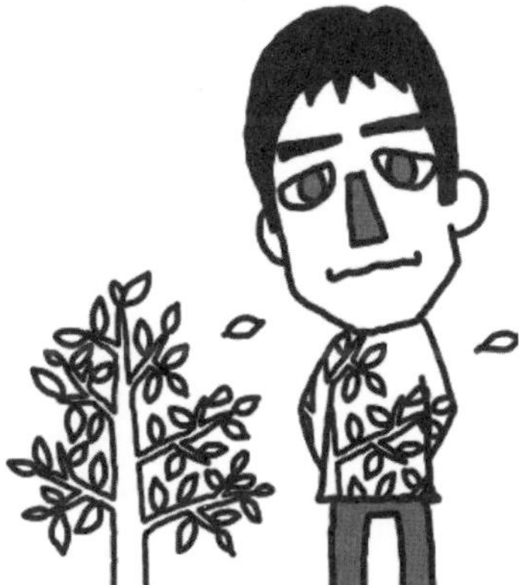

〈第二步〉我和世界是連結在一起的：身體內的感覺與外在世界的連動

了解感受感覺的方式以後，接下來要介紹的是「身體內的感覺與外在世界的連動」。

將意識集中在感覺上，變得能夠深入感受後，便會直覺地了解到何謂「我和世界是連結在一起的」、了解到自己內部與外界是有所連結的。

也許常常聽到「我和世界是連結在一起的」這句話，但真正了解其意的人並不多。如果不透過言語進行理解，而是藉由感覺、打從心底能解這句話，意識就可能會產生巨大的變化。

什麼是「身體內的感覺」和「外在世界」

首先要談到「身體內的感覺」是什麼概念呢？它指的是胸部、腹部、腳的感受等等身體內部的感受。

不光是肉體上的感受，心的感受、平靜、爽快、穩定、美好的感覺都包含在「身體內的感覺」裡；另一方面，如果將意識轉向到身體之外，就可以透過眼睛或耳朵感受外界，也就是所謂的「身體外的世界」。

無論是誰都有著「體內與外在的連動」

試著不只將注意力放在其中一處，而是同時意識到「身體內的感覺」和「身體外的世界」，好好感受一番，便會了解到兩者其實彼此連動著。

透過眼睛和耳朵捕捉到的「身體外的世界」，會在「身體內的感覺」中產生迴響。

例如看到美景時會感覺變得爽快的經驗，這是因為將注意力放在身體之外、捕捉到「外界」後，體內產生了爽快感。透過感官接收到的「外界」產生了「身體內的感覺」，這就是「身體內感覺與外在世界的連動」。

外在的身體外世界和內在的身體內感覺

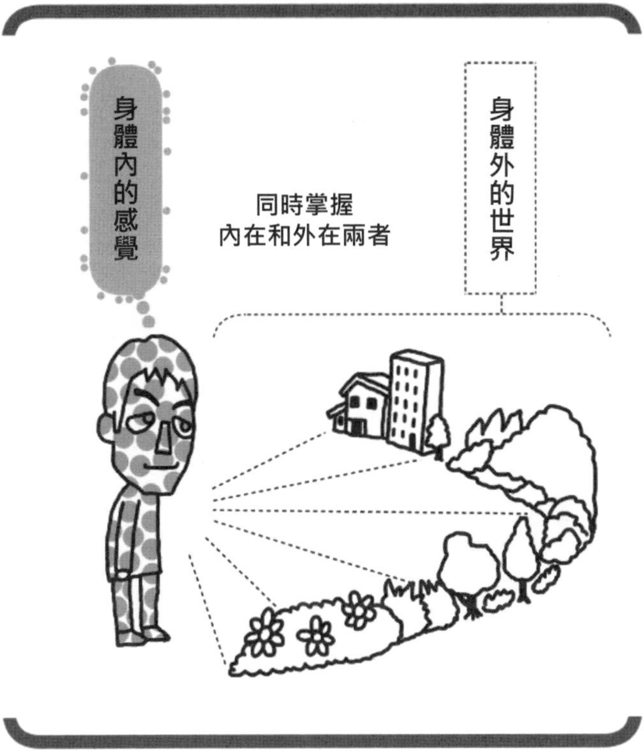

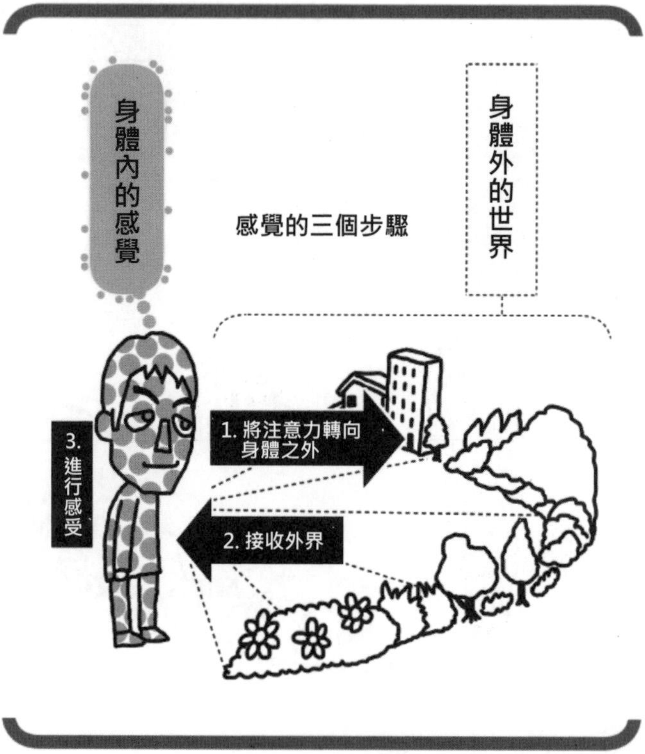
身體內的感覺
身體外的世界
感覺的三個步驟
1. 將注意力轉向身體之外
2. 接收外界
3. 進行感受

再舉一些其他例子吧！

例如在曠野時會感覺到解放感，這是因為透過視覺捕捉了曠野後，體內產生了解放感，這也是一種「身體內感覺與外在世界的連動」。

只要去到某處便會有某種心情、去到某處就會感覺到某種氛圍等等，這些經驗全部都可以說是身體內的感覺與外在世界的連動。

其實我們的身心一直都有著這種連動，只是平常不會將注意力放在感覺上，所以沒有自覺。

也許有很多人感覺不到自己身體內的感受，但請不用擔心，其實大部分時候感覺不到是很正常的事。

如果想要感覺到身體內的感受，請試著安靜地放鬆坐著，並將注意力集中在胸部或腹部等部位。持續保持注意力三十秒後，應該漸漸能感覺到身體的感受。只要多練習幾次，理解那種感覺後，即便沒有安靜坐著，也能感覺到身體內的感受。

實際體驗「連動」

實際到各種場所，試著透過眼睛和耳朵同時感受「身體外的世界」和「身體內的感覺」，就能感受到體內外的連動。

雖然其實到室外會比較容易理解，但請各位先看看這幾張照片，簡單地體驗一下連動吧！因為是照片，可能無法感受到像看實物一樣的感覺，但還是請先試試看。

從下一頁開始放有四張照片，觀看每張照片時，請試著注意看看自己有什麼樣的感受。

「注意自己有什麼樣的感受」指的是將意識轉向到身體內的感受。請一邊將意識轉向到照片（＝身體外面），一邊試著注意體內（＝身心靈）因此產生了什麼樣的感覺。

請不要用語言去理解照片，例如去想畫面上有什麼事物，因為語言是左腦負責的工作，所以盡量不要去使用它。

透過右腦觀看時，不是運用語言去解釋，而是純粹將其當作一個影像去感受氛圍與氣氛。

例如在觀看景色時，會感覺到無法言喻的氣氛或氛圍等等，這些可以說是身心靈所感受到的其中一種「身體內的感覺」，它們不存在於自身之外，而是存在於體內。

那麼從下一頁開始，請在每一張照片各花二十秒來感受及觀看。觀看照片時，請注意自己的身心靈有什麼樣的感受。

我刻意將氛圍不同的照片放在一起，切換不同相片時感受也會起變化，請試著感受那股變化。

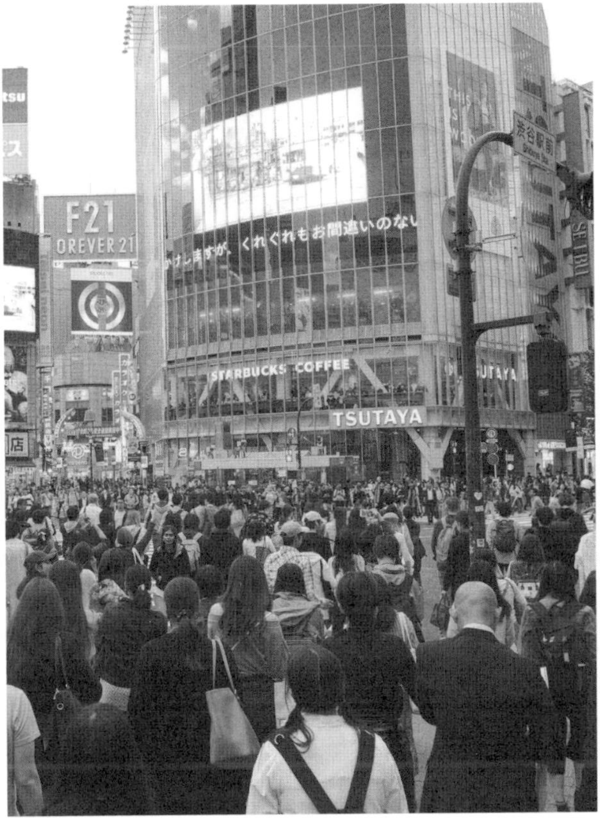
F21
OREVER 21
渋谷駅前
STARBUCKS COFFEE
TSUTAYA

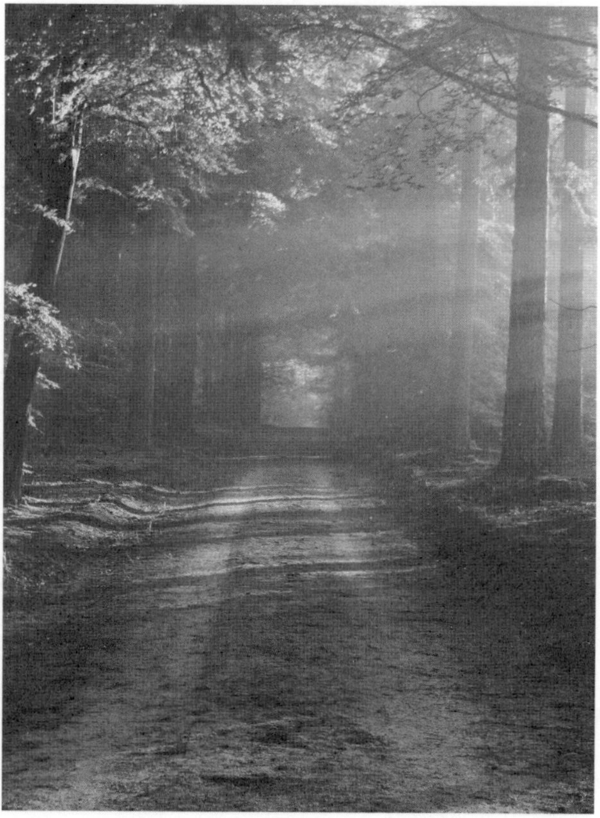

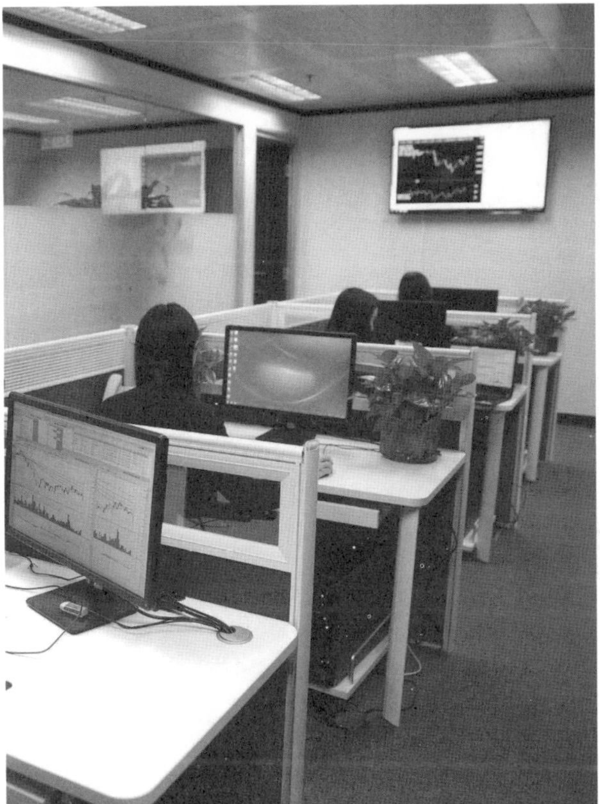

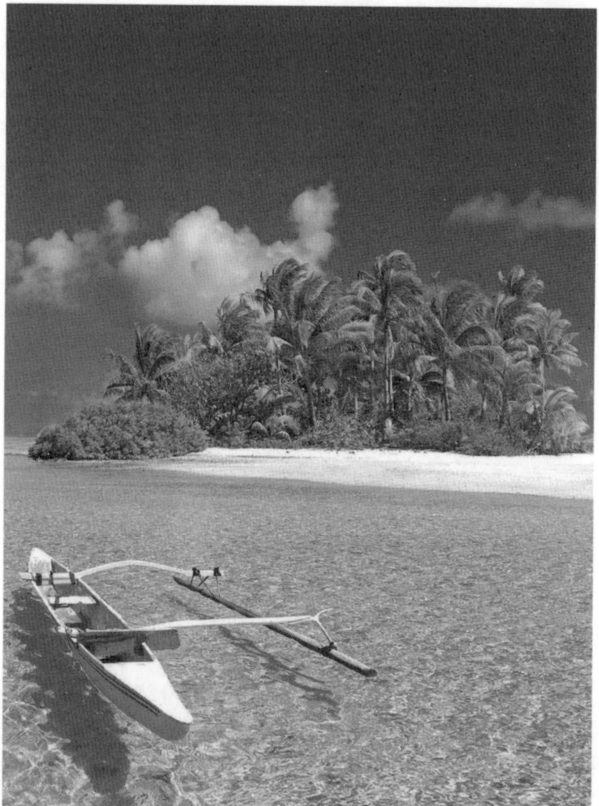

感覺如何呢？觀看每張照片時，有發現自己體內的感受不同嗎？根據觀看照片的不同，如果自己感覺到的感受有所變化，就表示「身體內的感覺和身體外的世界」產生了連動。

例如大多數人看了第一張人群擁擠的街頭照片後，會感到無法冷靜，總覺得有一種人聲鼎沸、鬧哄哄的氛圍，這就是因為看了圖片以後，體內產生了這種感覺。

換成第二張森林的圖片後，就會變成安靜的感覺；如果是第三張辦公室的圖片，可能就會感覺到嚴肅的緊張感；換成第四張海的圖片後，可能就會擺脫緊張感，感覺身體放鬆下來。

體內的感受會依據觀看的照片產生變化，像這樣，我們運用感官接受外界的同時產生了連動，進而在體內感受到感覺，這件事隨時都在發生。

但是因為我們思考強烈、沒有將注意力轉向到感覺上，所以平常不會認知到連動。只要有意識地將注意力轉向到感覺上，就能發現這股連動。

覺得自己難以察覺到的人也請不用擔心，這股感覺不是非常強烈的，而是很細微的，只要今後持續練習，讓自己變得能察覺到就好。

「連動」時常發生

人類的體內時常會產生細微的體內感覺，當看見或聽到什麼後會產生連動並變化。

看到晴空便感覺清爽、到廣闊的場所便覺得自由、進入靜謐的森林便感覺冷靜下來、看到夕陽便感覺美麗。

這種感覺並非固定不變，而是時時刻刻都在變化著。

諸如此類的感覺常常出現及變化，只要將注意力轉向到感覺上，便能感覺到變化；相反地，如果忙著思考、注意力沒有在感覺上，便無法理解到那股變化。

世界的「實感」來自於什麼

「身體內和身體外的連動」其實就是「臨場感」和「實感」的實體。

透過照片觀看景色和實際欣賞景色的臨場感差很多，對吧？因為實際觀看時，體內透過連動產生的感覺比較強烈，所以實際觀看時才會有臨場感並感覺真實；另一方面，如果是觀看照片，體內產生的感覺就比較微弱，沒有實感。

然而，也有些人即便觀看實際的景色，也感覺不到臨場感。有的人看到美景後會感動得說「哇！太厲害了！景色太美了！」也有的人會覺得「嗯……原來長這樣啊，和照片差不多嘛……」

這兩種人之間的差別是什麼呢？

差別在於看到景色時，能不能感覺到身體內的感受。如果沒有將注意力放在感覺上，沒有察覺到體內感受的話，也就感覺不到臨場感和實感。

過去的我正是感覺不到臨場感的那種人。

我以前不怎麼喜歡旅行，即便親自欣賞到了名勝風光，我也完全不覺得感動，也感覺不到臨場感。

因為頭腦忙著思考導致感覺變得遲鈍，所以即使實際看到景色，也無法感受及感動。我無論看到什麼都沒有臨場感，感覺和看照片差不多，因此也覺得不需要親自去到當地。

然而現在的我看到景色時，體內確實有產生感受，已經能感覺得到臨場感和感動，因此也愛上去旅行。

去到有絕美景色的地方，大家都會下意識地喊出「好厲害喔！」對吧？這是因為人們看到絕景後，體內產生了強烈的爽快感，於是自然而然地發出聲音。絕景也被稱為「能讓觀看者體內產生強烈爽快感的景色」，大家為了想體驗這種感覺，才會前往觀看。

現代人對人生感到乏味的原因

來自與體外連動而產生的體內感覺如果很微弱，就會覺得一切都變得乏味。看見美景不覺得感動、吃了美食不覺得好吃、聽了音樂也不覺得動人，這就是「感覺關上了」的狀態，人生理所當然會變得乏味。

我們現代人的感覺相當封閉，許多人對人生感到乏味，但我們卻不了解原因，於是我們渴望更強烈的刺激，不斷尋求更濃厚的味道、更刺激的娛樂和資訊。然而，越是沐浴在強烈刺激中，就會越習慣這些刺激，感覺也會逐漸變得遲鈍。

因為方向徹底錯了，所以不論刺激再怎麼強烈，也無法消解人生的乏味，我們要做的不是加強刺激，而是提升自己的敏感度。

我們不該去追求強烈的感覺，而是要察覺那些微弱的感覺，並且好好品味，如同細細品嚐清淡的日本料理、發覺箇中美味一般；而如果是重口味的垃圾食物，不論加多少調味料加重口味，也無法品嘗到真正的美味。

我和世界是一體的

發覺體內與體外的連動，並且好好感受，就能了解到「自己與世界是連在一起的」。

看見森林，便感覺森林就在身體裡；看見天空，便感覺天空就在身體裡；看見川流，便感覺河川就在身體裡；看見大地，便感覺大地就在身體裡；起風時，便感覺風就在身體裡，真實感受到自己和世界的連結。

藉由體內與體外的連動，與世界合而為一

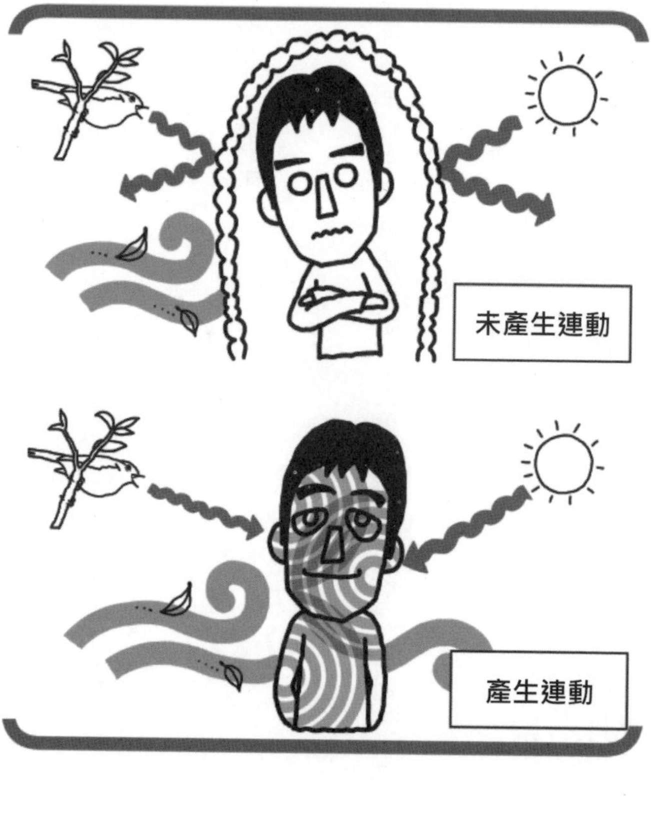

如果能夠理解這種感覺，就能漸漸清楚何謂「我和世界是一體的」感覺，理解以後能為意識帶來巨大的變化。

實際練習

實際走出戶外，體驗看看體內與體外的連動吧！就算無法立刻實際感受到也沒關係，輕輕鬆鬆地嘗試看看吧。

1. 走出戶外，向下凝視著地面，並好好感受此刻的感覺與情緒。
2. 抬起頭，眺望廣闊的天空，並好好感受此刻的感覺與情緒。
3. 看著地面和看著天空時，自己體內感受到的感覺和情緒有什麼差別嗎？請試著多做幾次，感受看看其中的差異吧！

感覺如何呢？有感覺到差別了嗎？

看著地面和看著天空時，如果多少有感受到感覺或心情的差別，就表示體內與體外產生了連動。

還有其他各種方式能產生連動，例如：

- 觀看遠處和觀看近處時的感覺差異
- 觀看植物和觀看混凝土建築物時的感覺差異

還有很多方式，請大家多多嘗試。

第5章

〈第三步〉

我消失了？身體的透明化

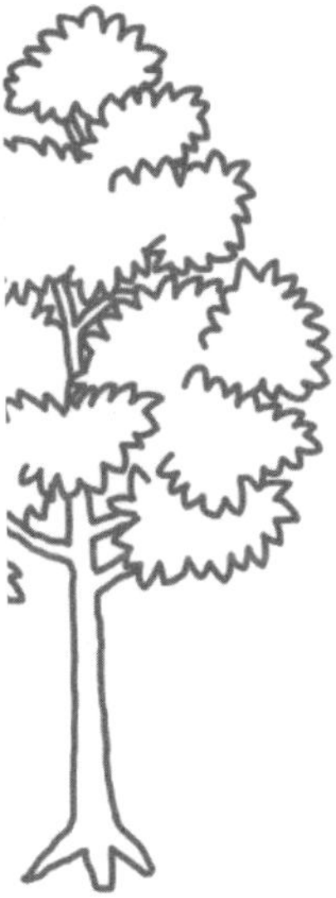

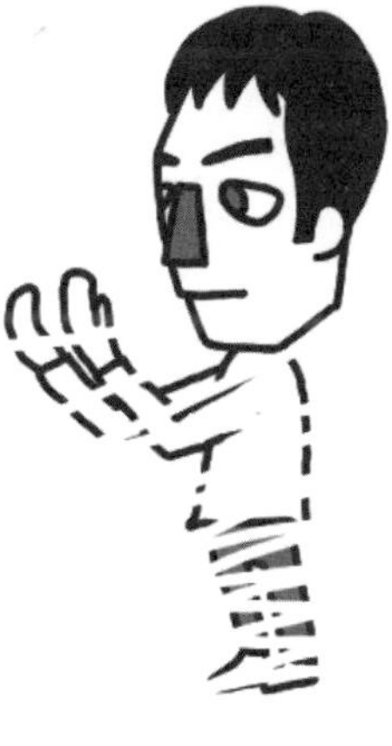

〈第三步〉
我消失了？身體的透明化

接下來是第三步！

理解了第二步「體內與體外連動」後，非常不可思議的是我們會感覺自己的身體變薄又變得透明，這就是「身體的透明化」。

也許「身體的透明化」聽起來有點難以置信，但其實並非如此，這不是什麼特別的事，也可以用邏輯充分說明，我現在會詳細地解說。

我無法看見自己的樣子

我們能夠知道自己現在有著什麼樣的表情和姿勢，對吧？但是仔細想想，如果不透過鏡子或照片，就無法看到自己的表情或姿勢，我們能夠直接看到的頂多就是手腳等等身體的一部分。換句話說，日常生活中，大部分時候我們都無法看見自己的樣子。

不過我們的腦海中總是會有「自己正在做著什麼樣的表情和姿勢」的影像，然而，這充其量只是腦袋自己想像出來的畫面而已。

舉個例子來說，各位曾經有過這種體驗嗎？看見自己出現在朋友拍攝的影片中，但總覺得「怪怪的」、有種不協調的感覺。

「咦？我看起來應該更俐落帥氣才對啊？」總覺得影片中自己的身影和想像的不同、不太符合，為此有點受到打擊……。但是，這其實是非常理所當然的事。

自己想像出來的自我形象並不是我們實際看到的那樣，我們只不過是以看著鏡子或照片時的回憶作為基礎，並按照自己的意思在腦海中造出自我形象，所以它一定會和實際攝影捕捉到的樣子有所差別，不可能會完全一致。

不透過照片或鏡子等等間接方式，能夠真正直接感受得到的自我，只不過是沒有形體又模糊的身體感覺。

請試著直接感覺看看自我，不要去想像自己身體的形象，而是單純地感受自己的肚子、胸部、腳或臉等等部位。

這種感覺有清楚的形體嗎？

沒有形體，對吧？能夠真正直接感受到的自己的身體，就是那些無形感覺的集合。

我消失了？

腦海中的自我樣貌並不是真實的樣子，它不過是思考在腦中所造出的形象。因為它是一種形象，所以只要停止製造，它就會消失。

如果思考完全停止、只留下感覺，那這個形象也會消失，於是我們會感覺彷彿自己的身體也跟著消失了。

思考（左腦）靜止、感覺（右腦）主導時，會很接近這種狀態，身體變得薄透，感覺就像是變得透明了，這就是「身體的透明化」。

面前的「牆壁」

接下來，我會具體說明如何讓身體透明化的訣竅。

雖然我們沒有清楚的自覺，但其實我們的腦中隨時都存在著自己身體的形象。在各式各樣的身體部位中，最為強烈的形象是「臉」，我們會將意識都集中在這裡。

「臉＝我」、「臉＝個人」，臉代表的就是一個人的身分。通常想到某人時，我們都會先想到那個人的臉，對吧？比起臉，我們不會先想到他的腳。

因為我們將意識集中在臉上，所以臉變成了「自我身體形象」的中心。於是，我們在和外界接觸時，會以「臉」作為接觸對方形象的出發點。「以臉作為出發點進行接觸」是什麼概念呢？

例如，和人見面時，我們的腦中總會浮現出自己和對方的臉互相面對的樣子，這就叫做「面對面見面」，也就是「自己的臉」對上「對方的臉」。和人見面時，我們腦中的形象會是以自己的臉為中心，面向對方。

然而，實際上我們看不到自己的臉，因此「自己面向對方時的臉」只是作為一種形象，存在於我們腦中而已。

這種「自己的臉」的形象如果越來越強烈，心理上和對方之間便會產生一道牆，形成和對方對立的意識，臉的形象便成為了一堵牆。

例如，對對方抱有戒心時，我們會在眼睛或眉間中出力，將注意力更加集中在臉部，於是自己臉的形象變得強烈，造出了與對方之間的一堵牆，不容易接受對方的話語，感覺就像是被面前的牆壁給彈了回去。

另一方面，如果對對方沒有抱持戒心，放輕鬆地敞開心胸接觸時，臉部的力量會減弱，連帶集中在臉部的注意力也會下降。於是，自己臉的形象會變得薄透，和對方之間的牆壁也跟著變薄，感覺對方講的話不會被牆壁彈回，變得可以坦率地接收話語。

這種狀況不只發生在與人接觸時，像是和影像或聲音接觸等等運用到感官的事物也是一樣的。如果將意識集中在臉部，外來的感覺就會被彈回，感覺本身變得難以進入，形成了自己與外界之間分隔的清晰邊界。

邊界變模糊、感覺進入體內時的狀態

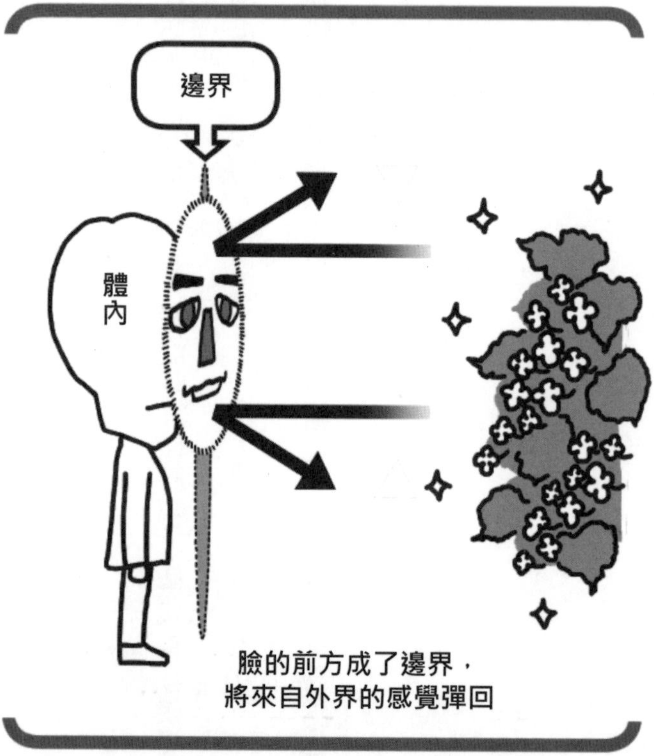

卸下面前的邊界，接納世界

為了要消除身體的形象，必須卸下在面前造出的邊界，因此我們需要稍微改變意識集中的位置，我們要讓不自覺集中到臉部的意識潛入到更深、更下方的位置。

讓意識潛入到後背附近，試著以廣闊的視野從背部眺望世界看看，感覺就像是從後背觀看事物一樣。此時會感到放鬆，邊界變模糊，來自外部的感覺也不會被反彈回去了，這便是退一步接受世界的態度。

從後背觀看世界時，面前不會形成邊界，世界可以很順暢地進入體內。我們不要挺出臉與外界對立，而是要退後一步，接受外界。

邊界變模糊、感覺進入體內時的狀態

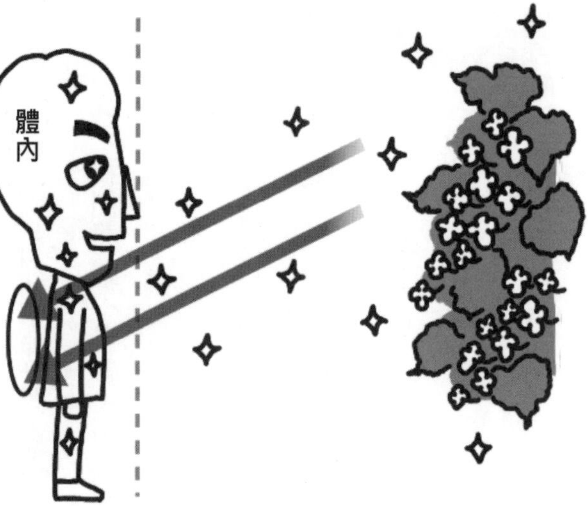

面前的邊界變模糊，
來自外部的感覺進入體內

對於「自己的臉」的分離意識

請試著回想自己還是小朋友的時候，你不覺得當時的自己不太會意識到臉嗎？小時候的我們不會在意自己長什麼樣子、是否漂亮或不好看、在別人眼裡看來如何等等事情，而且平常會完全忘記自己的臉，只沈浸在玩耍、感受和接受世界。

然而，隨著年紀增長，自我意識漸漸變得過高，開始會意識到自己的臉。出門在外或與人見面時，常常在腦中想著自己臉的樣子。

我們無意識地會將他人的臉與自己的臉在腦中做比較，並且感到自卑、抗拒或優越感。

於是，我們開始透過面前的牆壁來阻擋外界，將自己與世界分離開來，並在牆內加強防備，變得與世界對立。

我們要停止這種使用意識的方式。

請不要將意識集中在面前，而是讓意識往下、往深處潛入，在後背的位置來接受世界，這種觀點能讓邊界模糊，消除和外界之間的牆壁。

實際練習

我們實際做一個練習吧！即便無法立刻有感覺也沒關係，輕鬆地嘗試即可。推薦大家在稍微空曠一點的地方進行練習。

1. 放輕鬆，讓集中在臉部的意識，往下、往後一點潛入，讓意識潛入到後背附近，並從後背開闊地觀看眼前的空間。
2. 不要在面前對外界設下防備，而是感覺像將意識拉回到後方一般，敞開心胸接受外界。
3. 持續練習三十秒左右。

感覺如何呢？

以這種視角觀看事物時，和平常觀看時感覺上有什麼差異嗎？如果繼續練習下去，臉和身體會變薄，感覺也會更容易進入。請大家多嘗試幾次。

第6章

〈第四步〉感受大自然的實行方法

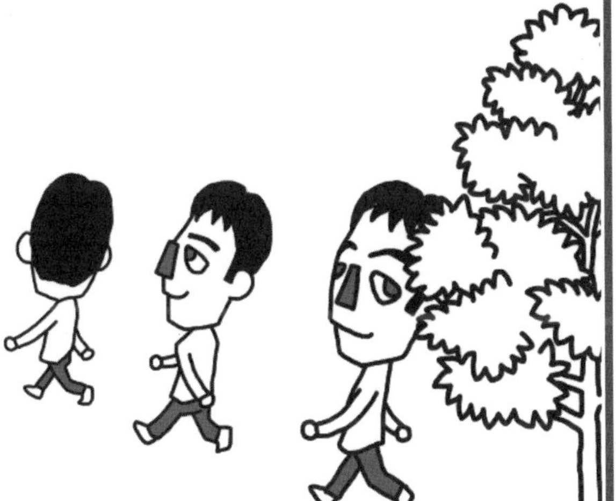

〈第四步〉
感受大自然的實行方法

終於來到最後的第四步了，在這一步我會具體地說明實踐的重點，讓大家進到森林時不會感到茫然。

實行的場所

我推薦大家在能接觸到較多自然的公園內進行實作，即便不是真正的山也沒關係，能接觸到較多自然的市民公園就很足夠了，像是種植著許多樹木、有土壤地面的地方。

我很常去一座名叫「生田綠地」的公園，大家可以試著搜尋「川崎市生田綠地」做為參考。

盡量一個人去比較好，因為如果要使用言語與人對話，左腦便會運作，使得成效不佳。假如要和其他人一同前往，就請盡量不要進行對話。

不要在意時間

請盡量不要去在意時間，只要開始在意時間，左腦就會運作，也盡量不要去想「我來公園後已經過了幾分鐘？」或是「再過幾分鐘後就回家吧」等等事情，只做最低限度的時間確認。

不要看手機！

這點非常重要，盡可能不要看手機，因為智慧型手機這類電子產品會強烈地刺激左腦，即便只是打算稍微瞄一眼，也會一不小心入迷，破壞了右腦模式。要確認時間的時候，也請盡量不要看手機，改成攜帶計時器或是手錶吧。

不要著急，慢慢走

走路的速度要十分緩慢，疾行的話會難以產生效果。盡量不要帶有目的性會比較好，像是想著要將公園從頭到尾繞一圈，或是一定要看到哪個地方。

如果感覺像是朝著目的地走，那麼在到達目的地前，我們都會將注意力放在未來，而無法將注意力集中在此時此刻的感覺上。不要去意識目的地，慢慢地走吧！

我實際走的時候，一百公尺的距離我大概會花超過三十分鐘，速度非常緩慢。我經常會停下來，仔細地注視植物或景色，偶爾會悠閒地在椅子上坐上十分鐘，我的節奏就是如此。

不要用腦袋，而是要用感覺去感受自然

不要用腦袋去理解大自然，而是要用感覺去感受，例如看到樹木時，不需要意識到樹的名字，一旦意識到名字，左腦就會運作，我們只要什麼都不想地觀看樹木就好。

建議各位可以注視顏色和質感，關注樹木表面的粗糙感、樹葉的光滑

感、綠色的濃度等等。仔細觀看的話，會發現每棵樹木和每片葉子的顏色和質感都不同，即便是同一片葉子，因為光線照射角度的改變，看起來也會產生變化。

走在混凝土和土壤時，腳的觸感和身體的感覺也不同，試著感受看看這種差異吧！

接近河川或池塘等等水邊時，會容易讓感覺主導。請專注地聽水流聲、凝視水面波動和光的反射等等，一起感受這股氛圍吧。

總而言之，要透過感覺感受大自然，眺望天空、聆聽鳥鳴，或是感受風吹的觸感。

藉由感官接受外界，來感受自己內部感覺所產生的變化。

盡量不要思考。

但是，我們無法透過意志力來阻止擅自湧上的念頭，所以即便念頭湧出也沒關係，不用努力勉強壓抑它。

如果覺得思緒變得繁忙，那就試著深呼吸，或將注意力放到腳掌接觸地面的觸感，將意識放回感覺上。也可以將注意力轉向到視野中顯眼的事物上，像是大樹等等，讓意識回到感覺上。

該花多少時間執行呢？

時間上允許的話，最好能花上大約兩到三小時，但如果沒有時間的話，一小時也足以產生效果了。

我在講座教學的時候，加上午飯時間，大約會執行六小時左右，如此能大幅度地切換意識。

有許多人分享了感想，例如：

「看世界的方式變了」

「了解到了和世界合而為一的感覺」

「幸福感滿溢」

以上等等感想，感覺因人而異，也許還是有人難以理解，但是只要先知道作法，剩下的就是時間問題了。只要慢慢地增加練習時間，不久後就會理解的。

連我這種將感覺封閉、屬於思考類型的人都能懂了，你也一定沒問題的。

該注意的重點

接下來開始會談到實踐時該注意的事情。

◆不要否定思考或情緒

雖然我們想要使思考安靜下來，但不用勉強壓抑或攻擊那些冒出來的想法和情緒，這樣反而會變得痛苦。請將那些冒出來的想法和情緒輕輕放下不理睬吧。

感受到不安或不愉快時，也不要反應過度，就輕輕放下不管吧。

◆不要用盡力氣太過專注

不要將意識過度用力專注在狹小的範圍中，輕鬆地放開來感受吧。除了專注在體內，也要有所平衡地將注意力轉向到體外。

過度努力集中意識有時會令人痛苦，所以不要出力、放輕鬆地做吧。

◆不要勉強

如果是心理狀態比較差，或是高敏感的族群，可能會感覺到疲勞和不愉快。請不要勉強，並請配合身體狀況一邊調整一邊實行吧。假如產生疲憊或狀態不佳，請隨時中斷並休息。

這項練習不是醫療行為，所以如果是患有精神疾病、正在醫院接受治療的人，也請繼續照常接受治療。

症狀變嚴重時，會更容易受到練習的影響，因此請恢復到一定程度後再繼續實行。如果想要練習，也請同時配合身體狀況調整，不要勉強實行。

上述提到的注意事項不僅適用於這項練習，也適用於一般的冥想或療法等等。雖然不必過度擔心，但事先知道這些注意事項還是有益的。

早已知道這種感覺的人們

在大自然中按照這四個步驟感受感覺後，腦袋就會切換成右腦模式，從思考中解放，彷彿覺醒的意識會產生變化。

長期進行冥想或瑜伽等等訓練的人們也許早已知道這種感覺，其他像是善於感覺的藝術家或工匠、時常接觸大自然的登山家或潛水員，說不定他們也知曉這種感覺。我認為這些人們都自然而然地在實踐著類似這四個步驟的事情。

因為冥想或瑜伽也是一種將注意力集中在感覺上，能讓思考安靜下來的訓練，所以只要順利練習下去，也能達到同樣的意識狀態。

或者，當藝術家埋頭製作工藝時，腦海中完全不會想到自己正在以何種姿態工作，這就是第三步：身體的形象從腦中消失的狀態，如此便能成為由感覺主導的右腦模式，用全身來深刻感受作品。

登山家和潛水員也是如此，長期待在大自然中，會轉由感覺主導、思考變得安靜下來。因為周圍沒有人，所以也不會在意別人看到的自己是什麼樣子，身體的形象會從腦中消失。

另一方面，假設如往常一般生活在都市中，便會在意他人的目光，自己的身體形象也難以從腦中消散。入耳的對話、映入眼簾的炫目廣告或是電子設備等等人造物品會刺激思考，讓感覺難以主導。

因此，如果只是如往常一般在都市中過生活，意識便不太可能偶然之間產生變化，所以我們需要積極地接觸自然或藝術，進行冥想或瑜伽來鍛鍊感覺。

第7章
〈日常能使用的方法〉
能消除痛苦想法和情緒的方法

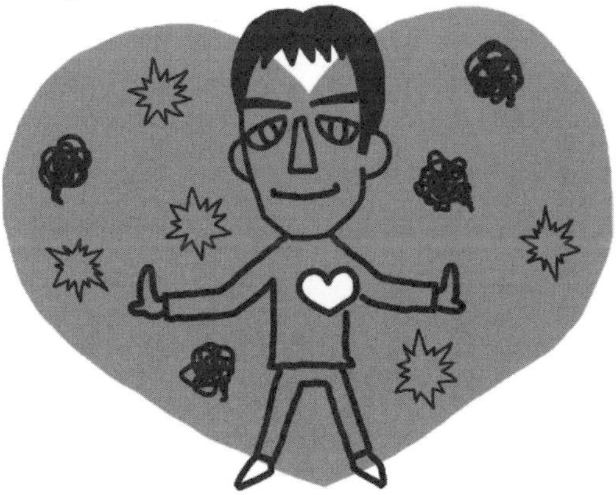

〈日常能使用的方法〉
能消除痛苦想法和情緒的方法

專心練習我們介紹的實行方法後，意識就會轉變為右腦模式，並能活得更輕鬆，也會減少為負面的想法和情緒所苦的情況。現在我要來解釋，為什麼會有這種效果、又是因為什麼樣的機制而產生這種變化的呢？

牢牢緊閉的意識和寬闊敞開的意識

意識產生變化之前和之後的意識狀態非常不同，將這種狀態用圖畫來表現的話，大概是這種感覺（請見下一頁的圖）。變化前的意識牢牢緊閉著，邊界非常明顯；變化後的意識則寬闊地敞開，邊界變得模糊。

例如，當不安等等負面情緒產生時，如果意識像圖示上方一樣緊閉著，負面的情緒便會充斥整個意識。

我們會牢牢地抓住不安，讓不安無法消失：然而，如果意識像圖示下方一樣寬闊地敞開，因為意識中仍留有餘裕，所以即便存在著負面的情緒，我們也不會那麼在意。

因為意識寬闊、留有空間，所以不會只被負面情緒塞滿。負面情緒沒有

意識變化前和變化後

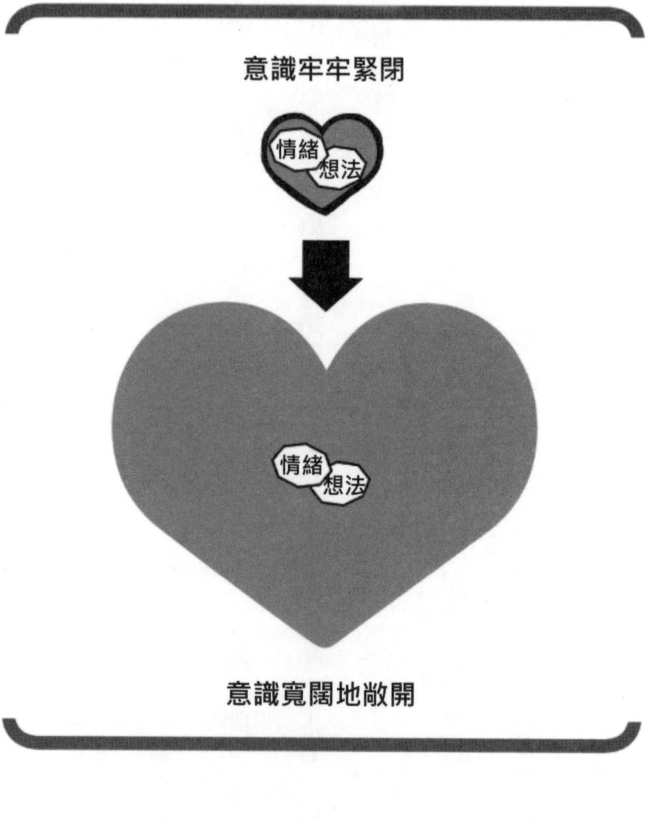
意識牢牢緊閉
情緒
想法
情緒
想法
意識寬闊地敞開

消失，但即便負面情緒存在，我們也能平常心面對。

溶解悲觀

保持意識寬敞，負面能量就會在這個大空間裡發散開來，並慢慢地溶解消失。這樣並非不會產生憤怒或不安，而是即便產生這種情緒，也會很快就消失。

我們要做的不是努力消滅負面想法，或是想辦法變得樂觀。試著去控制想法的話，反而會讓意識專注在這些負面思考上，使得意識變回緊閉的狀態，如此一來我們便會牢牢抓著負面思考不放，反覆發生二次反應，使得負面思考持續下去。

我們沒有要改變負面思考本身，而是要將其容納在體內，並將意識變得寬闊有餘裕，這樣即使我們沒有直接處理負面思考本身，最終它也會自己消失。

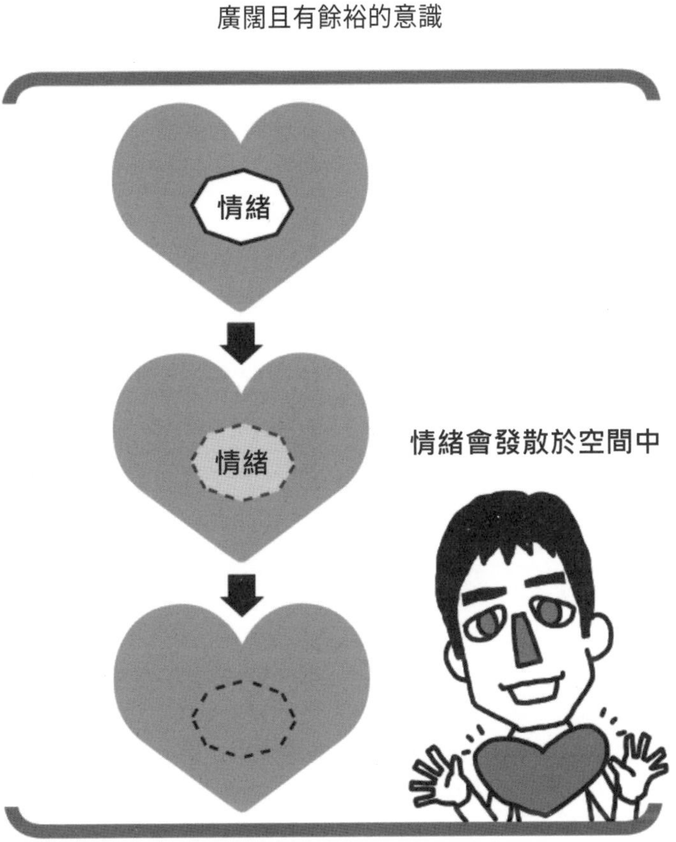
廣闊且有餘裕的意識
情緒
情緒
情緒會發散於空間中

重點不在於想法和情緒的內容，而是在於包圍著它們的意識狀態。不論想法和情緒的內容為何，只要這些負面能量能發散開來，我們便會感到輕鬆。

即便不解決煩惱本身，也會不知不覺變得不在意，大家應該也有過這種經驗吧？這正是因為煩惱的負面能量在意識的空間中發散開來，進而消散。比起努力清除負面能量，我們一起造出能讓負面能量發散開來的意識空間吧！

實際練習

我們來實際練習發散情緒到空間中吧，但心理狀況不佳時，可能會受到創傷，所以請不要勉強練習。

1. 試著思考或回想那些引起負面情緒的事情，輕微的情緒就可以，不要去想太嚴重的事情。

2. 好好感受這股情緒，不要去分析、探討原因或是找理由。去感受身體的哪個部位感覺到這股情緒，情緒的質感和大小又是如何？比如，胸口附近感覺沈重等等，透過感覺來感受情緒。

3. 不要去消滅或壓抑這些情緒，讓情緒保持原樣，但要試著擴大意識。如果是在房間裡練習，那就大範圍地凝視整個房間，就像是將意識擴大到整個房間一樣；如果是在室外，那就廣闊地眺望天空或遠方，將意識擴大開來。

4. 保持寬敞的意識，並溫和地觀察自己的情緒變得如何。

感覺如何呢？

如果意識變得寬敞，負面情緒便會發散開來、變得稀薄。雖然強烈的情緒會花上一點時間才會變得稀薄，但也不用著急，慢慢地讓它發散吧，因為它總有一天會變得稀薄的。

第8章

我和世界眞實的樣貌

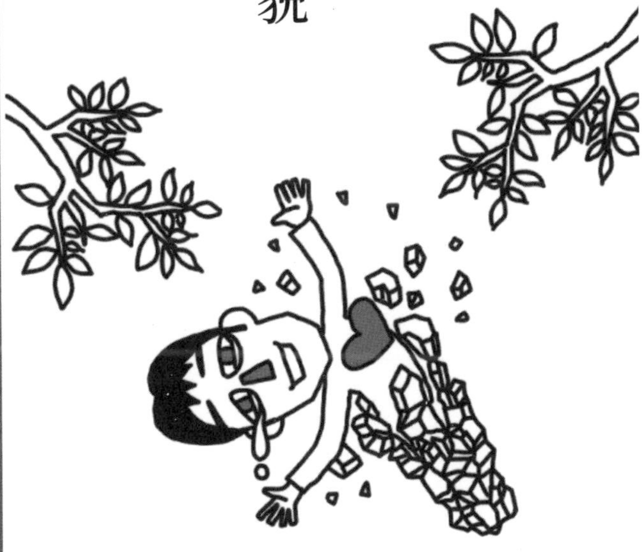

我和世界真實的樣貌

我們總認為自己與世界隔絕，自己是獨立且固定的存在，不會產生變化，但實際卻並非如此。我們既沒有和世界隔絕，也不是固定的存在，而是會時常產生變化。

那為何我們會抱持這種和實際情況不符的觀點呢？

這種觀點來自於思考的力量，思考本身具有將事物分離及固定的性質，這點確實能更有效率地執行事物。

如果一切都是混雜且充滿變化，則各方面來說都很不便，也難以應對決定工作或玩樂計畫等等情況。

總而言之，為了方便行事，思考會將一切事物分離並固定，並且讓各式各樣的技術或學問進行發展、讓文明進步。

思考對我們自身也做了同樣的事，它使得我們自己和世界分離並固定，造出了孤立的個人——「我」。

每個人憑藉著這個「我」活在世上，從各方面來看這樣確實很方便，但如果過度依賴「我」，我們就會變得痛苦。

和世界分離開來的「我」非常孤獨又寂寞，無可奈何地會感到不安。

原本的我們和世界是一體的，互相連動，並非是固定的形狀，而是敞開且自由變化的存在。如果能夠回到原初的樣貌，孤獨和不安便會消失，我們只要讓過於強烈的思考緩和下來，並脫去思考的外殼即可。

不需要造出或追加新的東西，只需脫掉思考的外殼。這不是加法，而是減法。我們只要發覺原本的自由的樣貌就好。

很長一段時間我都被困在自己的強烈思考所造出的殼裡，從殼裡掙脫後，我了解了很多事，也清楚明白到有許多人陷入了和我相同的困境並感到痛苦。

現代社會無論如何都很重視思考、無視感覺，所以有很多人苦於相同的困境，而思考強烈的我們因為不曉得除了思考以外還有什麼解決辦法，所以甚至會想要用思考來解決痛苦，才會一直無法從同樣的困境中逃出。

嘗試用思考來解決思考只會讓思考的殼更加堅硬，並且讓自己被困住，我們必須要從根本採取不同途徑。

其實這個世上有許多不透過思考，而是透過感覺來處理的途徑，例如瑜伽、冥想、氣功等等各式各樣身體工作。

然而這些途徑對思考過於強烈的現代人來說有點困難，過去的我也屬於思考類型，所以十分了解即便有人對我說「不要用腦袋思考，就先試試看吧」，我也還是會先用腦袋去理解，如果腦袋無法理解，我就不會開始行動，於是便無法持續下去。

「為什麼會有效果？」

「這是什麼原理？」

「這樣做是對的嗎？」

這種想法會一個接著一個不斷湧現，干擾感覺，因此我們必須要先讓思考本身信服並乖乖配合。

為此我寫了這本書，因為思考強烈的現代人首先要在思考的層面上理解，才能夠繼續前進下去。

這本書也是為了過去的我所寫的，如果有時光機的話，我想讓二十年前的自己讀讀這本書。如果二十年前的我能讀到這本書，我應該能夠度過一個更有意義的青春時光……（笑）。

但也是多虧了這麼多年的痛苦，才讓我終於找到擺脫的方法，並能寫出這本書，所以我認為這還算是一個好的結果。

謝謝大家讀到最後。

如果現在的你正為生活所苦，請務必要試試這本書中提到的方法，希望這本書對你有所幫助。

免費電子報講座

我製作了透過閱讀就能學習本質及改變意識的「七天免費電子報講座」，裡頭濃縮了我在收費課程中所教授的內容。這是免費的講座，請大家務必登錄看看。

消除現代人生活苦痛的「七天免費電子報講座」

高寶書版集團
gobooks.com.tw

NW 285

那天，還好我去了森林：被平靜擁抱而重生，在附近公園就能實行的森林療法

生きたくなかった僕の殻が割れて森に抱かれた日：今日、近所の公園でできる森林療法

作　　者　枡田智
譯　　者　朱韋芸
責任編輯　吳珮旻
封面設計　鄭佳容
內頁排版　賴姵均
企　　劃　鍾惠鈞
版　　權　劉昱昕

發 行 人　朱凱蕾
出　　版　英屬維京群島商高寶國際有限公司台灣分公司
　　　　　Global Group Holdings, Ltd.
地　　址　台北市內湖區洲子街 88 號 3 樓
網　　址　gobooks.com.tw
電　　話　（02）27992788
電　　郵　readers@gobooks.com.tw（讀者服務部）
傳　　真　出版部（02）27990909　行銷部（02）27993088
郵政劃撥　19394552
戶　　名　英屬維京群島商高寶國際有限公司台灣分公司
發　　行　英屬維京群島商高寶國際有限公司台灣分公司
法律顧問　永然聯合法律事務所
初版日期　2024 年 5 月

國家圖書館出版品預行編目（CIP）資料

那天，還好我去了森林：被平靜擁抱而重生，在附近公園就能實行的森林療法 / 田智著；朱韋芸譯. -- 初版. -- 臺北市：英屬維京群島商高寶國際有限公司臺灣分公司, 2024.05
面；　公分.--

譯自：生きたくなかった僕の殻が割れて森に抱かれた日：今日、近所の公園でできる森林療法

ISBN 978-986-506-977-3（平裝）

1.CST: 自然療法　2.CST: 森林

418.96　　113005587

GOBOOKS
& SITAK
GROUP©